HOMEOPATIA
por você

**1.
SÍNDROME
DO PÂNICO**

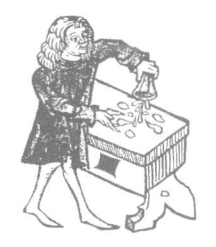

HOMEOPATIA
por você

Dr. Carlos Lyrio

*m*auad X

Copyright© by Carlos Lyrio, 2007

Direitos desta edição reservados à MAUAD Editora Ltda.
Rua Joaquim Silva, 98, 5º andar - Lapa
CEP 20241-110 - Rio de Janeiro - RJ
tel. (21) 3479 7422 / fax. (21) 3479 7400
www.mauad.com.br

Projeto Gráfico e Capa:
Paula Tavares

Fotos da Capa e Miolo:
Claudia Tavares

Foto do Autor (quarta capa):
Zara Lyrio

Agradecimentos:
(por cederem material para as fotos da capa e miolo)

Casa Prosa / vidros e produtos de perfumaria
Rua do Senado, 81 - tel. 2232 0287

Mendes / embalagens de vidro
Rua do Senado, 67 - tel. 2252 9025

Vidromar / embalagens e representações
Rua do Senado, 71 - tel. 2508 6100

CIP-BRASIL. CATALOGAÇÃO NA FONTE - Sindicato Nacional dos Editores de Livros, RJ

L998s

Lyrio, Carlos
    Síndrome do Pânico / Carlos Lyrio - Rio de Janeiro: Mauad X, 2007.
    il. - (Homeopatia por você; 1)

    Inclui bibliografia
    ISBN 978-85-7478-189-1

1. Distúrbios do pânico - Tratamento homeopático. 2. Homeopatia. I. Título.
II. Série

                                                         CDD 616.852206
                                         CDU 615.532: 616.89-008.441.1

"A mais alta e única missão do médico é restabelecer a saúde nos doentes, que é o que se chama curar".

SAMUEL HAHNEMANN
Organon da Arte de Curar

Dedico este livro à memória do meu pai, Aristóteles Magalhães Lyrio, que muito me ensinou sobre a saúde e a doença, a coragem e o medo, a razão e a loucura, a vida e a morte.

Agradeço a Deus pela vida e à minha mãe, Emygdia, por ter me gerado e me conduzido com firmeza em momentos difíceis da infância e da juventude.

Agradeço à minha esposa, Zara, pelo apoio, dedicação e incentivo, sem os quais este livro não teria sido produzido.

Agradeço ao meu irmão, Paulo, por ter sempre apoiado as minhas idéias.

E, finalmente, agradeço ao meu filho, Arthur, por me proporcionar os momentos mais felizes desta vida.

ÍNDICE

Prefácio 11

Uma breve história da Homeopatia 13

Homeopatia e Automedicação 14

Como usar este livro 14

Introdução 17

Síndrome do Pânico 19

1ª parte | Os Medicamentos Homeopáticos 25

1. Aconitum N 27

2. Argentum Nitricum 29

3. Arsenicum A 31

4. Agaricus M 33

5. Calcarea Carbonica 35

6. Cannabis Indica 37

7. Helleborus 39

8. Stramonium 41

2ª parte | Complementando o Tratamento 43

Sugestão | Homeopatia por Você 49

Bibliografia 53

Títulos da coleção "Homeopatia por Você" 54

Referência Iconográfica 55

PREFÁCIO

A coleção "Homeopatia por Você" é produzida com base na experiência pessoal de cerca de 15 anos de Homeopatia praticada diariamente na minha clínica particular e no Instituto Roberto Costa, em Petrópolis.

O objetivo do trabalho é falar de Homeopatia numa linguagem simples, para que o leigo possa compreendê-la e, diante muitas vezes da dificuldade de encontrar um médico homeopata, ter o auxílio dessa terapia secular na cura de suas enfermidades. É importante salientar, entretanto, que a leitura destas páginas não substitui, em hipótese alguma, a consulta médica.

A Homeopatia, por ser uma especialidade que lida com medicamentos inofensivos, permite a prática doméstica com segurança nos casos menos complicados. Nas situações mais graves, procure sempre um homeopata experiente. Repito aqui as palavras do Dr. Andrew Locqie, médico homeopata, autor do "Guia Completo de Homeopatia" e membro do Royal College of General Practitioners e da Faculty of Homeopathy de Londres: "Vá ao médico sempre que tiver enfermidades que normalmente levaria a ele, ou por qualquer motivo que exija exames médicos convencionais."

Este trabalho é direcionado também a médicos homeopatas interessados no assunto e que queiram trocar comigo experiências em relação ao tratamento do pânico de seus pacientes.

Carlos Lyrio

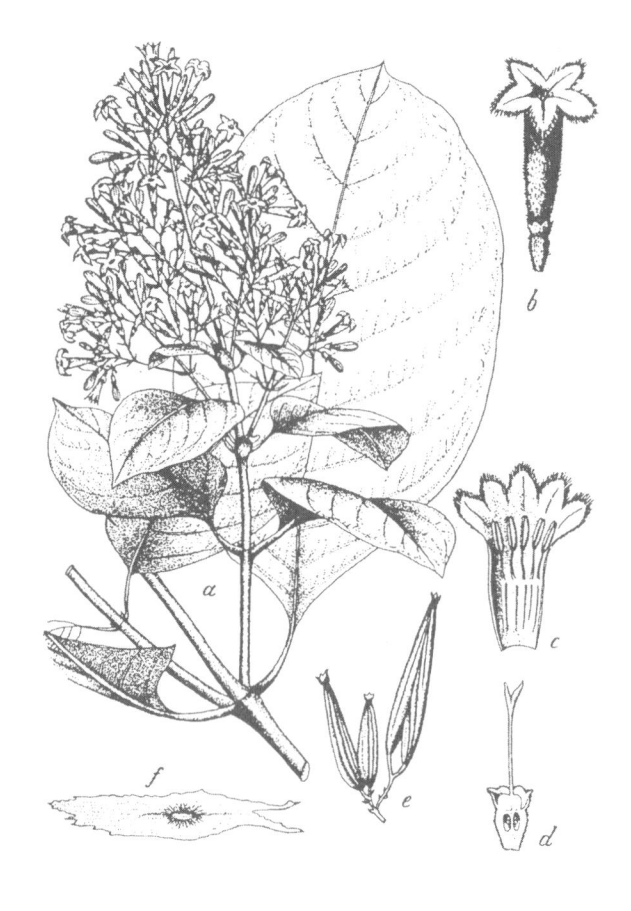

China Officinalis:
primeira planta estudada por Hahnemann.

Uma breve história da Homeopatia

A Homeopatia é uma especialidade médica que se iniciou na Alemanha, há mais de 200 anos, por um médico chamado Samuel Hahnemann.

Hahnemann nunca aceitou o fato de que as drogas usadas no tratamento de patologias humanas fossem desenvolvidas a partir de experiências em animais.

Experimentando em si mesmo uma substância chamada quinina, começou a perceber que sentia os sintomas da febre intermitente. Traduzindo textos da matéria médica, descobriu que a quinina era utilizada para tratar a febre da malária.

Estava descoberto o princípio básico da Homeopatia: *"similia similibus curantur"*, que se traduz *"semelhante cura semelhante"*. Ou seja, para tratar um doente devemos utilizar um único medicamento que, num organismo saudável, seja capaz de provocar os sintomas daquela enfermidade.

Descobriu também que, diluindo e sacudindo uma substância inúmeras vezes, ele conseguia provocar os sintomas que surgiriam de forma natural, só que de uma maneira mais branda. Estavam fundamentados os quatro princípios básicos da Homeopatia:

- *lei dos semelhantes*
- *doses mínimas*
- *experimentação no homem são*
- *medicamento único*

Daí em diante inúmeros discípulos formaram-se mundo afora, fazendo com que este conhecimento chegasse aos nossos dias com os mesmos princípios seculares.

Homeopatia e Automedicação

A Homeopatia, durante mais de um século, foi uma prática marginalizada pela Medicina oficial. Entretanto, os famosos Guias Homeopáticos eram escritos por médicos apaixonados por Homeopatia e comprados por leigos que faziam suas receitas que eram aviadas por farmacêuticos práticos. Não fosse essa prática, o conhecimento teria se perdido.

Nos dias de hoje, a automedicação homeopática é uma prática comum, mantendo a tradição secular. A proposta deste trabalho é somente orientar esta prática já estabelecida pela sociedade e somar esforços em direção ao bem-estar das pessoas.

Como usar este livro

Na primeira parte, você encontrará a descrição de medicamentos homeopáticos usados no tratamento da menopausa. Após ter feito a leitura, procure refletir e identificar o medicamento que mais se assemelha ao seu estado.

Na segunda parte, você encontrará medicamentos naturais homeopáticos e não-homeopáticos utilizados como complemento e terapias não-medicamentosas aplicadas ao tratamento da menopausa.

E, por fim, uma sugestão baseada na minha experiência clínica. É importante lembrar que a sugestão não é propria-mente uma receita médica, uma vez que esta implicaria uma consulta pessoal. Entretanto, tenho percebido que os remédios homeopáticos muitas vezes alcançam êxito independentemente da presença física do médico.

Qual de nós não teve uma vovó que folheava um livrinho de páginas velhas amareladas, de um manual centenário de homeopatia, à procura de um remédio para a nossa dor de barriga? A minha proposta é a mesma da vovó, com a diferença de que enfoco problemas que não existiam muito no tempo dela.

A sugestão está dada no fim do livro. Cabe a você aceitar ou não, mas confesso que estou daqui torcendo para que aceite e seja feliz no seu tratamento.

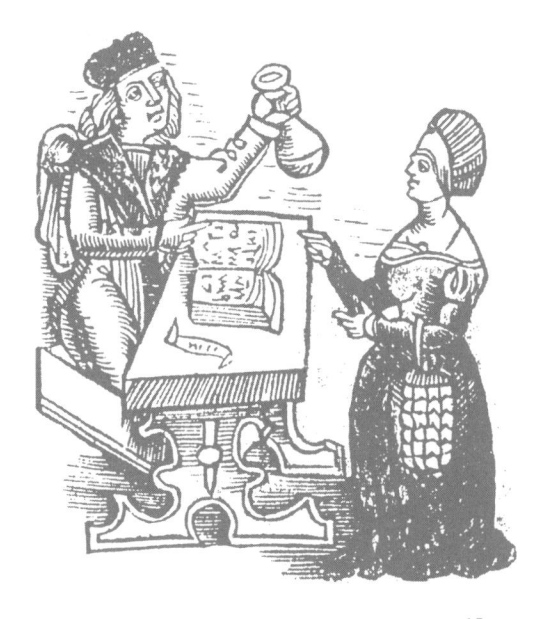

INTRODUÇÃO

A idéia deste tema surgiu a partir do momento em que percebi o crescente número de pessoas que me procuram com o sintoma do pânico.

Concomitantemente, em conversas com colegas em viagens a congressos e outros encontros científicos, me convenci de que a síndrome do pânico é um mal muito comum nos dias de hoje, afetando pessoas de todas as classes econômicas e sociais, independentemente da raça ou cultura.

Confesso que pouco conhecimento tinha dos possíveis benefícios que a Homeopatia poderia proporcionar no tratamento do pânico. Felizmente, em maio de 2000, assisti em Budapeste, Hungria, à conferência de abertura do 55º Congresso da Liga Médica Homeopática Internacional, realizada pelo eminente professor grego Georges Vithoulkas.

Naquela exposição, fiquei convencido de que muito poderia contribuir no tratamento do pânico, utilizando medicamentos homeopáticos na minha clínica diária. Retornando ao Brasil, imediatamente comecei a colocar em prática as lições do mestre grego. Para a minha satisfação, logo pude perceber os resultados no meu consultório, tendo beneficiado inúmeros clientes. Resolvi então escrever este livro, para que os benefícios pudessem ir além da fronteira da minha clínica.

É mais uma vez importante salientar que a leitura destas páginas não substitui a consulta médica, mas, muitas vezes, poderá trazer um alívio ao leitor impossibilitado de, por razões diversas, visitar um homeopata.

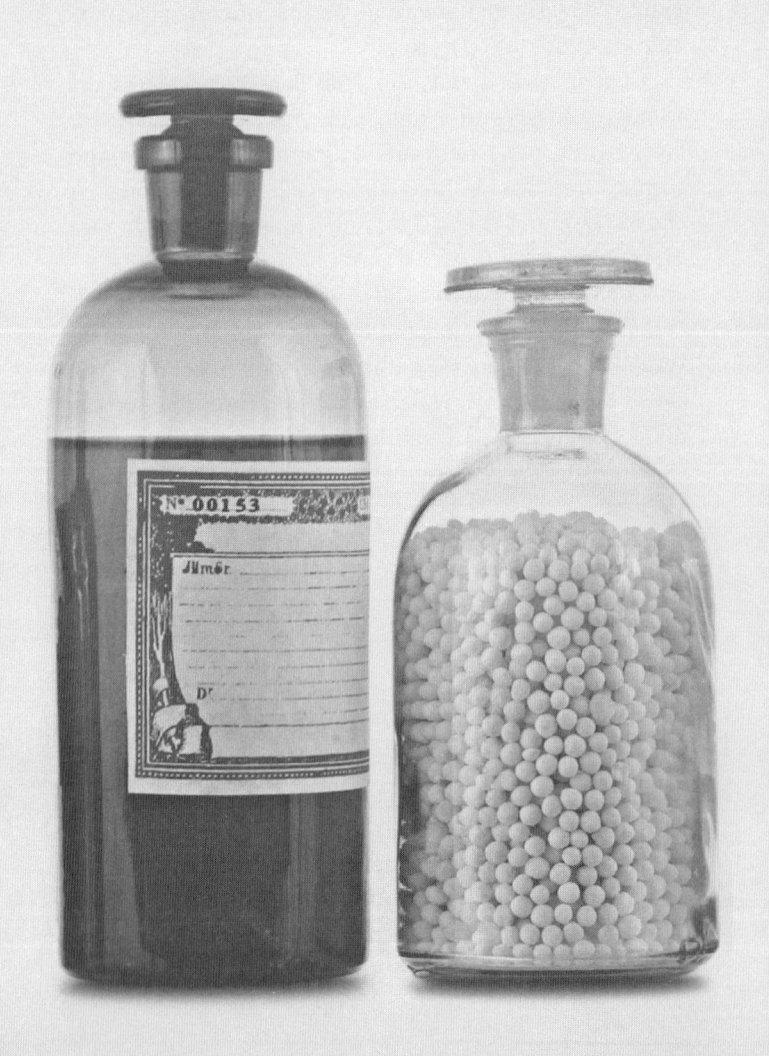

SÍNDROME DO PÂNICO

SÍNDROME do PÂNICO

*"Nós ficamos preocupados desnecessariamente.
Todas as preocupações são fúteis,
porque o que vai acontecer, VAI ACONTECER."*

pensamento - Osho

No mundo dos nossos dias não existe tempo para nós mesmos. A vida moderna aprisionou o ser humano na ilusão perene da propaganda e, conseqüentemente, do consumo. Vivemos para comprar comida, roupa, educação, esporte, saúde e, nos dias de hoje, já se vendem ecologia, religião e até paz.

Provavelmente você já deve ter provado um monte de coisas, que vão desde um chá milagroso, indicado por um colega de trabalho ou vizinho, até a última palavra em termos de pílula para o tratamento do pânico, divulgada na televisão e nas revistas periódicas de circulação nacional, com o aval de um grande cientista internacional, e que de nada adiantou.

Curiosamente, isto deve ter acontecido em relação à sua gastrite, hipertensão, dor de cabeça, insônia, dor nas costas, colesterol alto e por aí vai...

Toda essa busca desenfreada à procura de nós mesmos em objetos nas estantes e nos cabides cada vez mais aumenta um vazio interno. Quanto mais procuramos, mais nos fragmentamos e desaparecemos.

O Pânico é o reconhecimento da falta de nós mesmos. É a tomada de consciência de nossa inexistência, e a inexistência nada mais é do que a morte. Todas as pessoas que têm pânico, têm a sensação de que vão morrer, mas não morrem porque, na verdade, já estão mortas do ponto de vista da verdadeira vida, a vida interna. Este trabalho é, na verdade, um convite à vida, à verdadeira vida.

A proposta homeopática de tratamento do pânico é para aqueles que querem se tornar agentes terapêuticos de si mesmos e não serem apenas simples pacientes. O convite à vida interna é para aqueles que querem abrir mão da ilusão consumista de um mundo doente e que está morrendo. Antes que você prossiga na leitura do livro, faça uma reflexão profunda a respeito de sua vida. Examine o seu mundo interno e procure perceber se tem consciência real de quem é você e de quais são os objetivos da vida – em geral e em particular. Se suas metas são as de ser simples, humilde, desejar o bem a todos, ajudar aos que necessitam, ter compaixão, cuidar dos animais e da natureza e, sobretudo, crer em Deus e agradecer-lhe pelo menos uma vez por dia pela existência, prossiga na leitura destas páginas. Caso contrário, deixe o livro na estante, para não jogar o seu dinheiro fora.

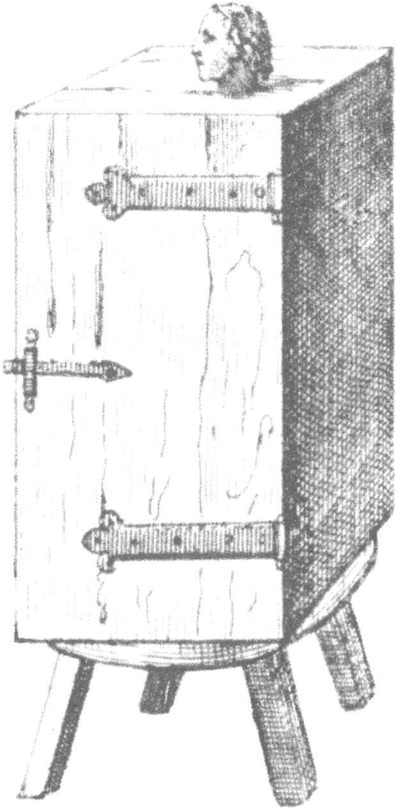

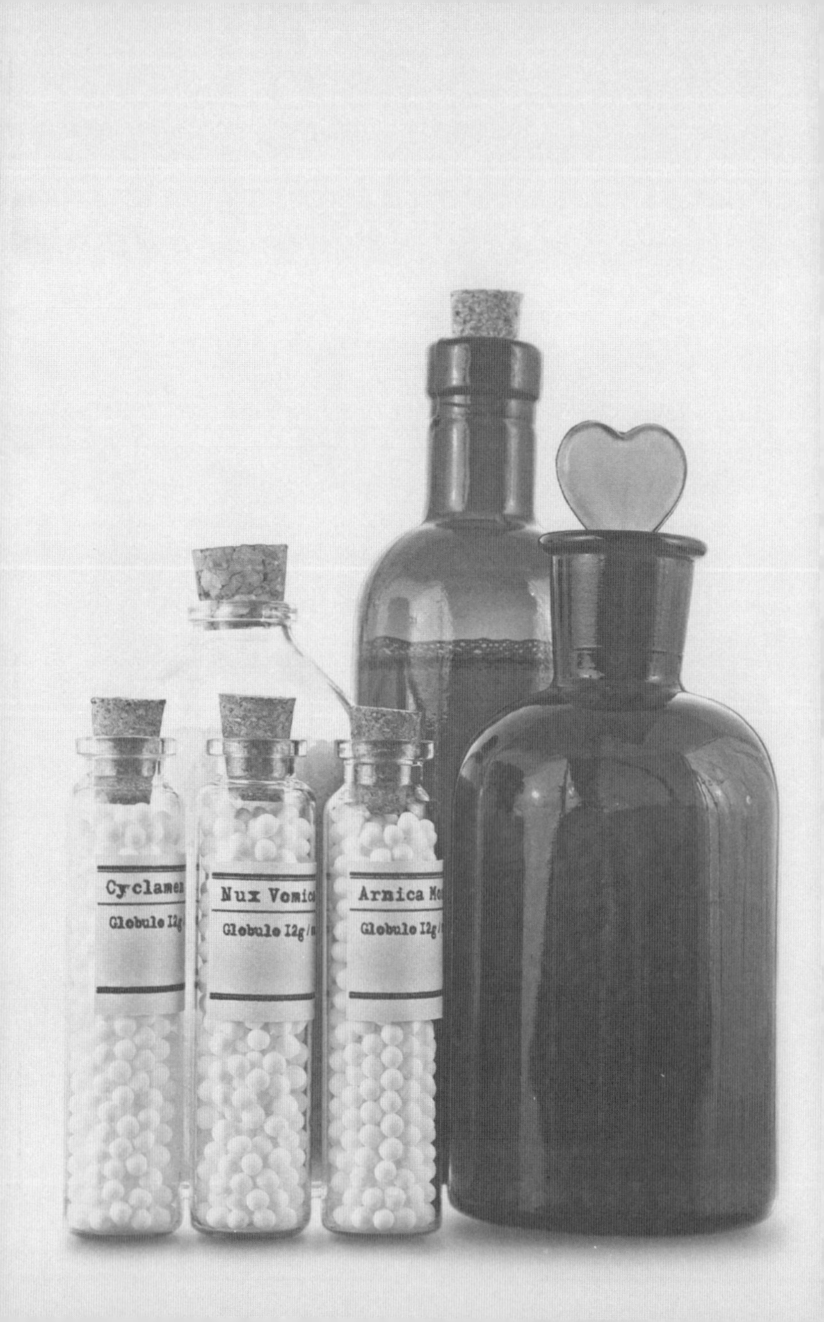
Cyclamen
Globule I2g
Nux Vomic
Globule I2g
Arnica Mo
Globule I2g

1ª parte
OS MEDICAMENTOS HOMEOPÁTICOS

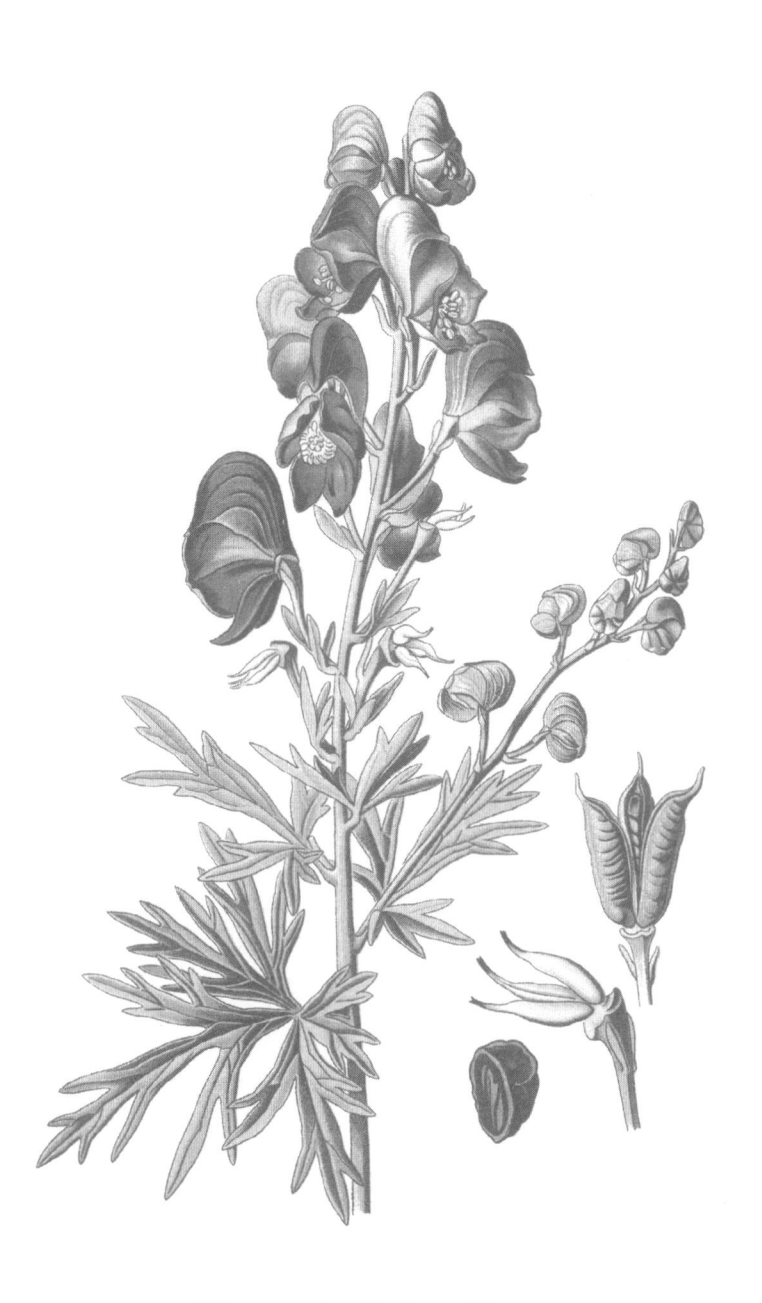

1 | Aconitum N

O pânico de Aconitum se caracteriza por sua instalação rápida e repentina, independente de uma lógica racional. Isso significa dizer que do nada surge um medo assombroso de morrer daqui a pouco, independentemente da causa. Aconitum é um medroso por natureza. Toda a dinâmica de sua doença gira em torno do medo, da ansiedade e da inquietação.

Qualquer enfermidade deixa Aconitum inquieto por achar que aquele pode ser um problema que vai matá-lo. Até mesmo um simples resfriado, que do ponto de vista orgânico é uma patologia sem grandes complicações, deixa Aconitum desesperado por achar que o seu fim está próximo, sendo esta a doença que acabará com a sua vida nos próximos segundos. Aconitum adoece muito rápido. É daqueles que amanhecem bem dispostos e terminam o dia ardendo em febre, sendo que a doença surge abruptamente.

O pânico de Aconitum, entretanto, é diferenciado dos demais, pelo seu medo especificamente da morte. Aconitum tem medo de morrer e é capaz de precisar a hora da morte. Associada à morte, vem a histeria. Aconitum é escandaloso, grita, perde totalmente o controle de si, tumultuando o ambiente em que se encontra. Nas urgências dos hospitais todos o conhecem. Entra carregado, gritando muito e agitado. Melhora repentinamente, às vezes só em presença do médico e assim que melhora quer logo ir para casa.

O que é Aconitum N?

É uma planta da família das ranunculáceas, altamente tóxica, muito utilizada também no tratamento de inflamações agudas.

Obs: O uso do Aconitum em Homeopatia não apresenta nenhum risco tóxico.

rgentum

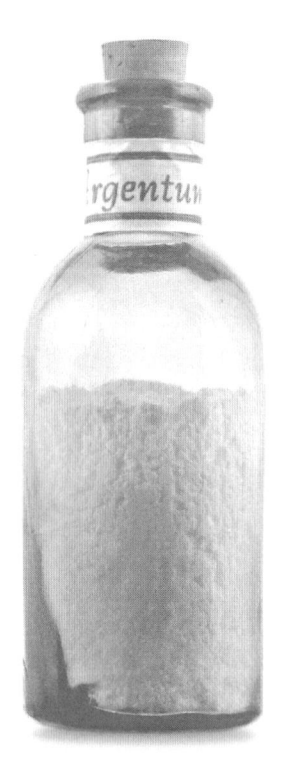

2 | Argentum Nitricum

Argentum Nitricum caracteriza-se também pelo medo de perder a vida, mas de uma maneira diferente de Aconitum. Argentum não tem medo de morrer de alguma doença específica. Conhece muito sobre doenças e numa consulta tem argumento para tudo, principalmente para fazer com que o médico não peça exames. É do tipo que testa o perigo o tempo todo, não importa onde esteja. Em casa, no ônibus ou no trabalho fica medindo a pulsação. As mulheres apalpam as mamas sempre, às vezes até na rua, para se certificarem de que não têm caroço. Não gosta de ficar sozinho e detesta lugares públicos.

Argentum não controla o medo, por isso o pavor de lugares fechados. Em um teatro ou cinema, procura ficar sempre próximo a uma saída, para que, numa situação de emergência, possa sair imediatamente sem dar vexame.

Tem medo de altura, por achar que não conseguirá controlar o impulso de pular. É daqueles que têm pavor de ter que falar em público, pois acha que vai esquecer a fala.

O medo da morte de Argentum é totalmente irracional. Sua fantasia de morte vai desde uma simples gripe até um temor de que um avião caia sobre sua cabeça. A fragilidade física de Argentum está no sistema nervoso, sendo muito susceptível a doenças neurológicas.

O que é Argentum Nitricum?

É um composto da prata extraído da acanita, denominado Nitrato de Prata.

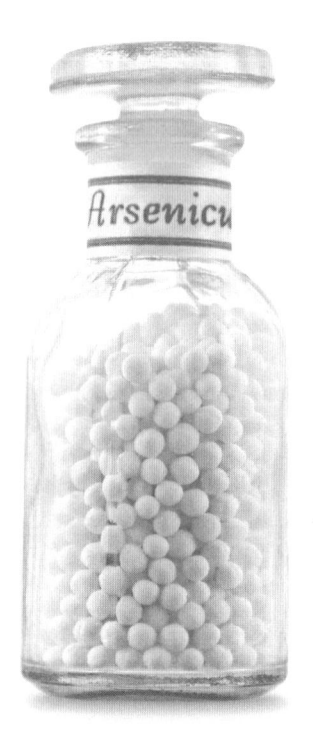

3 | Arsenicum A

O medo de Arsenicum é o de perder sua posição na sociedade. A vida de Arsenicum se confunde com a sua posição social e a idéia de sua morte está intimamente ligada à frustração com a perda de *status quo*. Morrer para Arsenicum é deixar de brilhar socialmente e, para preservar sua "vida social", que é sua "única vida", Arsenicum é extremamente cuidadoso com o seu corpo e com as suas coisas. É detalhista e tem um profundo senso de ordem. É daqueles que mantêm tudo no lugar, como se a ordem das coisas fosse a garantia de sua vida. Seu melhor amigo é o médico. Visita freqüentemente o consultório, com todos os exames devidamente arquivados. A vida para Arsenicum é muito prazerosa e por isso tem que ser preservada nos mínimos detalhes.

Arsenicum fica imaginando situações de emergência e criando planos para solucioná-las. Fisicamente são pessoas extremamente elegantes e muito preocupadas com a aparência. As partes do corpo mais sensíveis são o estômago e os intestinos.

O que é Arsenicum A?

É um mineral extraído do óxido de arsênico, que se tornou conhecido universalmente pelo seu uso como veneno.

Obs: O uso de Arsenicum em Homeopatia é isento de qualquer perigo.

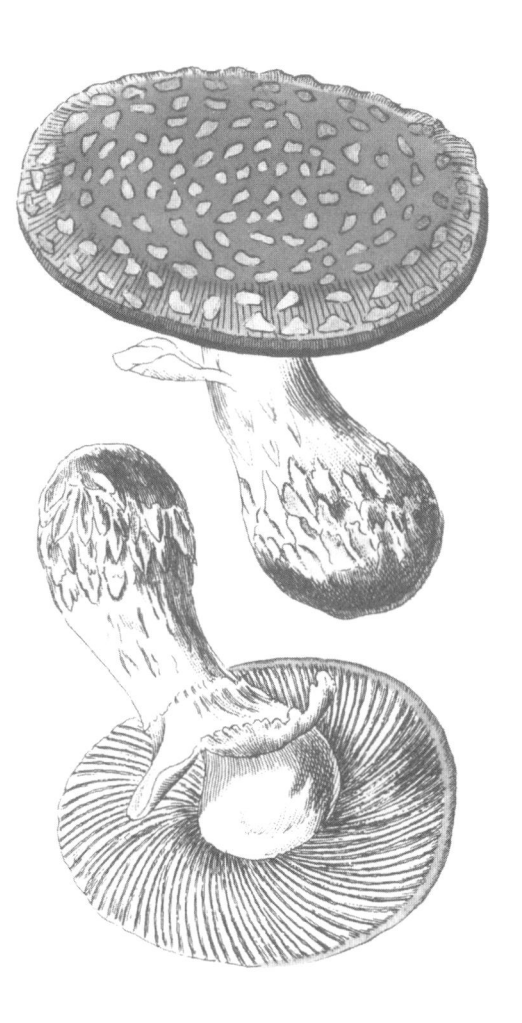

4 | Agaricus M

O câncer é o tema central do pânico de Agaricus. Seu pavor é desenvolver algum tipo de tumor maligno. Tem o fantasma permanente do câncer na sua companhia. Na presença de qualquer manchinha ou carocinho no corpo, o seu mundo desaba, perdendo o controle emocional.

A fantasia mórbida de Agaricus não o deixa em paz nem por um dia sequer. Agaricus, entretanto, não é escandaloso; seu desequilíbrio emocional tende mais para um comportamento neurótico obsessivo.

Agaricus foge o tempo todo do fantasma do câncer criado por ele mesmo. Sua vida é uma batalha constante contra um câncer que, na realidade, não está presente no seu corpo, existindo somente na sua alma. A doença de Agaricus é justamente a insistência da consciência emocional desta dicotomia.

Quando não tratado adequadamente, o pânico de Agaricus pode levá-lo a um estado de infelicidade constante por muito tempo, às vezes, até por toda a vida.

Fisicamente Agaricus tem tendência a constipação e dor de cabeça. São pessoas sensíveis ao frio e facilmente irritáveis.

O que é Agaricus M?

É um cogumelo alucinógeno e venenoso muito encontrado no Reino Unido e na Escandinávia.

Obs: O uso de Agaricus em Homeopatia não apresenta risco de envenenamento ou de alucinação.

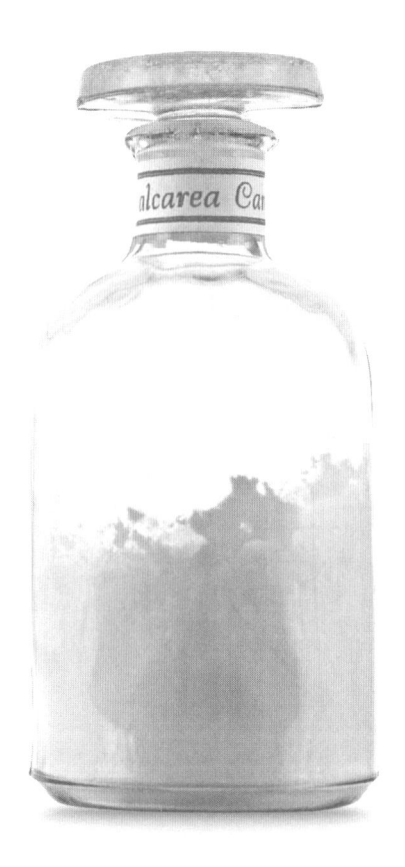

5 | Calcarea Carbonica

O pânico de Calcarea Carbonica é desencadeado pelo medo da loucura. A possibilidade de enlouquecer o persegue, estando a sua falta de controle emocional vinculada à fantasia de desconfiança de todas as pessoas. Calcarea acha que os outros estão olhando através de sua pele, enxergando todo o seu mundo interno o tempo todo. Tem a sensação de que todos conhecem os seus segredos mais íntimos, sentindo-se inferiorizado e com vergonha das pessoas. Às vezes sente ódio de alguém, por desconfiar de uma possível desconfiança.

Calcarea é totalmente inseguro de si, sendo que sua insegurança não está relacionada às doenças físicas. Seu conflito é mental.

Do ponto de vista físico, geralmente é gordo, lento, com baixa resistência. Tem insônia. Não gosta muito do sol e tem sensibilidade maior ao frio úmido; não gosta de ar livre. Tem desejos por alimentos gordurosos que provocam constipação.

São pessoas que se impressionam por qualquer motivo e são daquelas que têm pena de si mesmas. Têm tendência à depressão e precisam muito da motivação de pessoas próximas quando estão doentes.

O que é Calcarea Carbonica?

É um sal denominado carbonato de cálcio, extraído da madrepérola da concha de ostra.

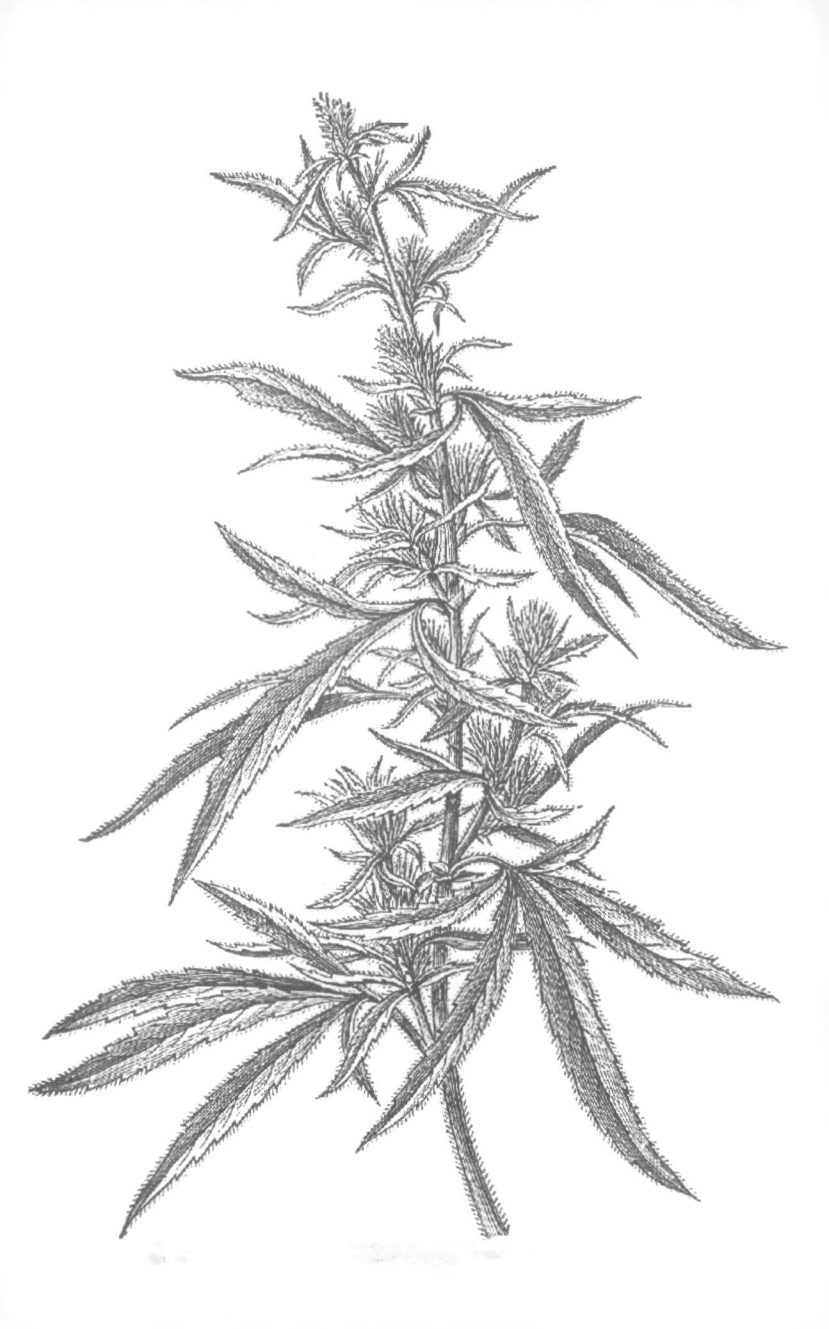

6 | Cannabis Indica

Em Cannabis Indica encontramos a dissociação mente-corpo. O pânico é desencadeado quando Cannabis tem a sensação de que as mãos e os pés vão se mexer involuntariamente, sem o seu controle.

Sua impressão é a de que vai abandonar o corpo, vivo. Entra em desespero nessas horas, apresentando uma sensação mista de loucura com morte iminente. Apresenta uma aceleração no coração e fica com respiração ofegante, sem controle dos pensamentos e das emoções.

As pessoas de Cannabis Indica, quando não em pânico, são calmas e tranqüilas. Quando descontroladas, são exageradas. Têm mania de aumentar tudo, inclusive suas reações. É comum apresentarem explosões de gargalhadas ou então chorarem convulsivamente por motivos que não justificam tais manifestações. Não têm boa memória e freqüentemente se esquecem até do que tinham a dizer ou escrever.

Do ponto de vista físico, têm tendência a enxaqueca, dores lombares e problemas urinários.

O que é Cannabis Indica?

É uma planta que pertence às moraceae e é conhecida vulgarmente como pango.

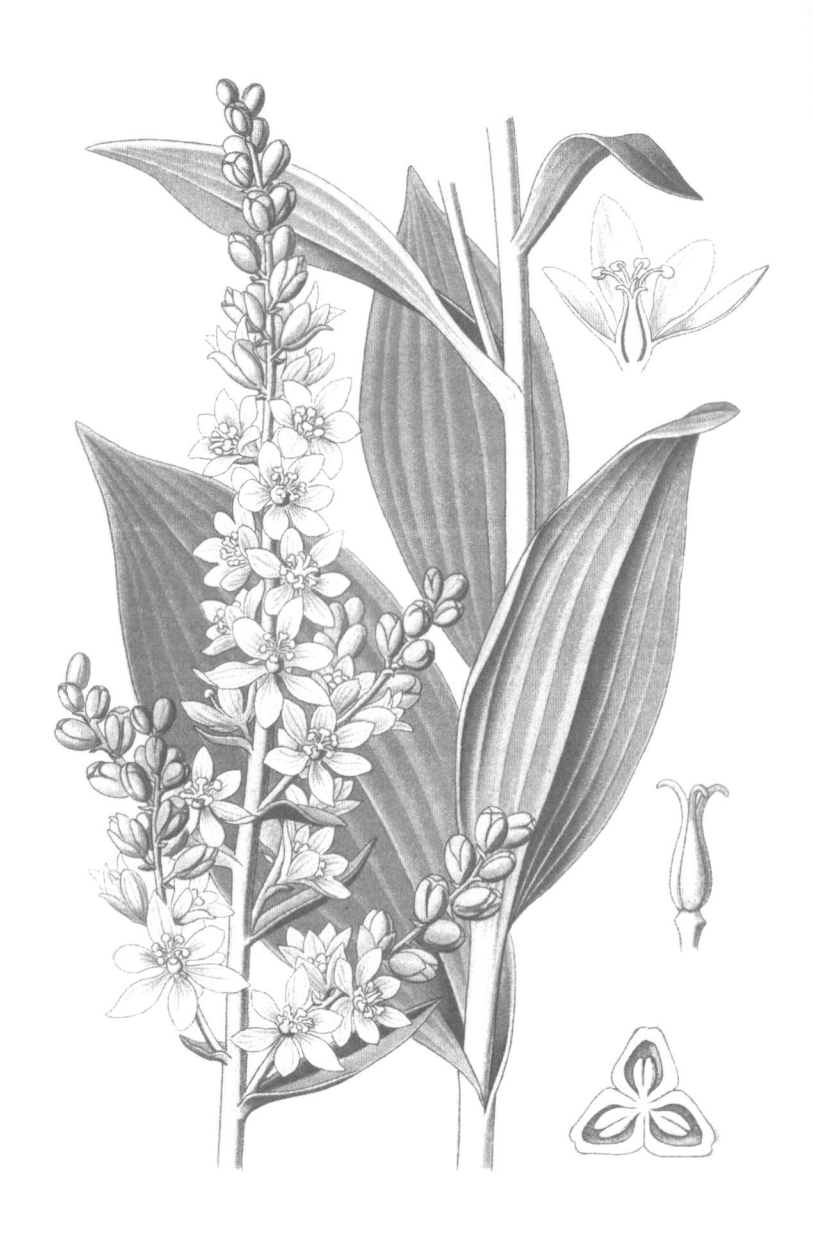

7 | Helleborus

A manifestação do pânico de Helleborus é semelhante à de Aconitum. Helleborus, entretanto, não sabe a causa de seu medo, diferentemente de Aconitum, que tem medo da morte especificamente.

Helleborus é ambicioso e é capaz de tudo para atingir seus objetivos. Seu comportamento, muitas vezes, é duvidoso do ponto de vista ético, pois é capaz de ser cruel com colegas e familiares para conquistar posições. Tenta manipular as pessoas de uma maneira enganosa, em benefício próprio. É trabalhador e mantém-se ocupado todo o tempo, em função de suas metas.

O grande medo de Helleborus, assim como o de Arsenicum, é o de perder sua posição. A diferença é que em Helleborus isto não está definido, e a posição em questão é a de domínio e não de *status quo*. Helleborus não é freqüentador de consultórios médicos rotineiramente como Arsenicum. Não, ele é um freqüentador de urgências como Aconitum. Seu pânico é desencadeado por um sintoma qualquer, como, por exemplo, uma dor de cabeça, fazendo com que ele perca o domínio de si, dirigindo-se rapidamente para o hospital.

Helleborus é do tipo que transpira muito, com tendência a diarréia e vômitos. São geralmente pessoas pálidas, suam nas mãos e pés, gostam de calor e de sol, não se adaptando à noite.

O que é Helleborus?

É uma planta encontrada nas montanhas da Europa e mais conhecida como Heléboro branco. A parte utilizada é a raiz.

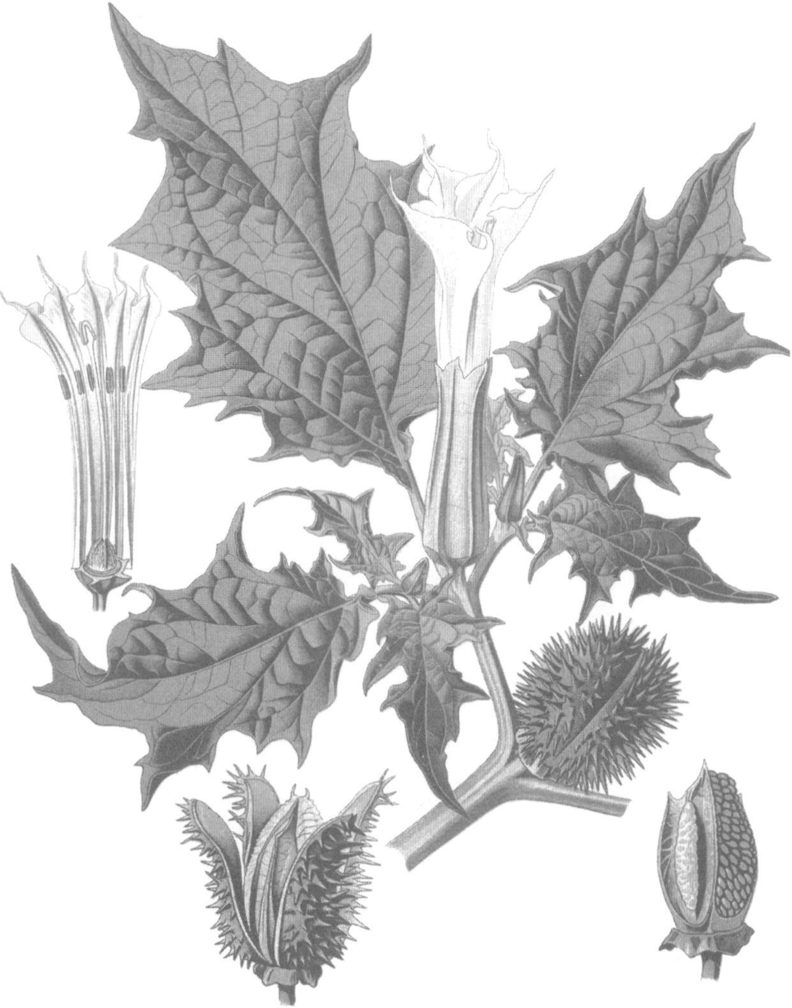

8 | Stramonium

O medo de Stramonium é o medo da vida. Geralmente Stramonium é um derrotado por natureza, daqueles para quem nada na vida dá certo. Tudo o que planeja fazer não vai adiante, pois se derrota no início. Ao contrário das manifestações já analisadas, Stramonium tem vontade de morrer. Idéias suicidas povoam sua mente, mas falta-lhe coragem de se matar, pois, apesar do desejo, Stramoniun tem medo do momento da morte.

São pessoas inquietas, que gaguejam quando estão nervosas. Não gostam de escuridão e têm aversão a água. Aparentemente são calmas e pacíficas. Têm tendências a problemas nas vias urinárias.

O pânico de Stramonium pode chegar a acessos de loucura furiosa. Quando desequilibrado, Stramonium fala muito e, muitas vezes, coisas desconexas, com tendência a um comportamento maníaco.

Stramonium é daqueles que não sabem o que é sentir dor. Seus sintomas, na maioria das vezes, estão relacionados aos movimentos e à expressão, tais como gagueira, estrabismo, vertigem e espasmos musculares.

O que é Stramonium?

É uma planta que tem como nome popular "figueira do inferno". O remédio homeopático é feito a partir do suco extraído da planta fresca.

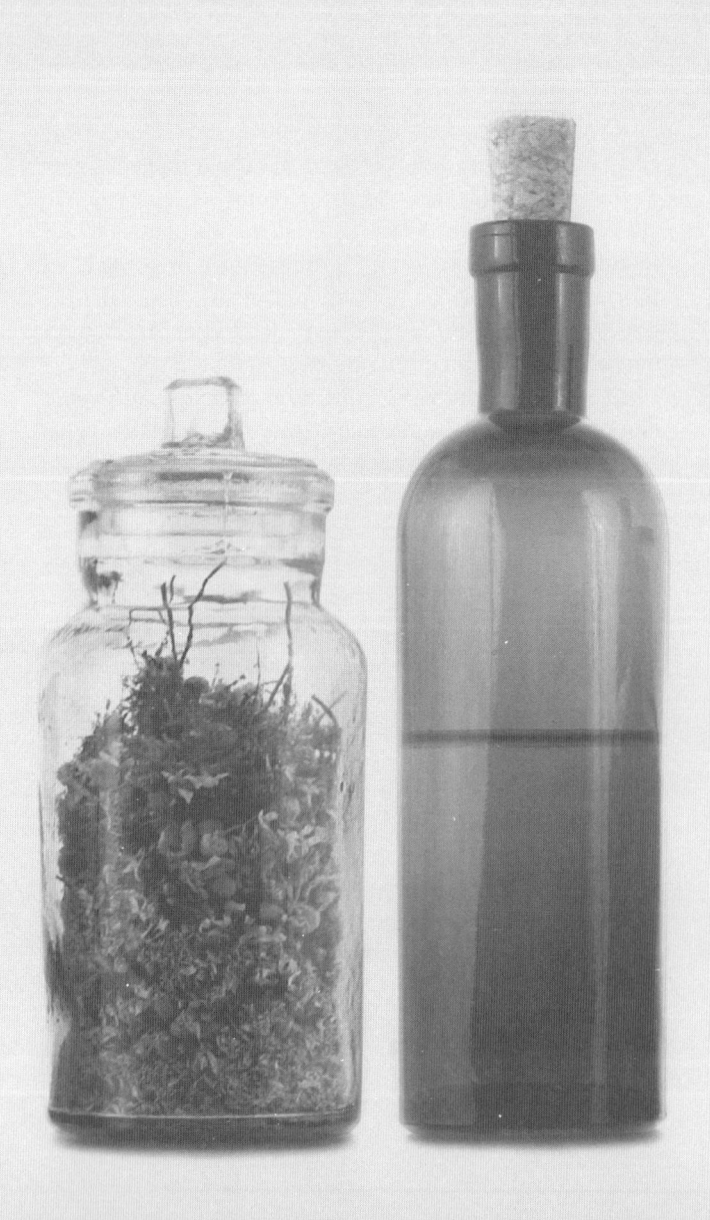

2ª parte
COMPLEMENTANDO O TRATAMENTO

Diversas outras formas de terapias naturais medicamentosas auxiliam no tratamento do Pânico. Dentre elas, as mais comuns são a fitoterapia e os florais. Dos produtos à base de ervas, destacamos alguns com suas respectivas indicações:

Mulungu
É um sedativo hipnótico que acalma o sistema nervoso.
posologia:
Tintura – 5ml num cálice de água à noite.

Valeriana
Sedativo usado em caso de ansiedade e histeria.
posologia:
Encapsulado – 1 a 3 cápsulas por dia.

Hipérico
Antidepressivo usado em casos de agitação e distúrbios do sono.
posologia:
Encapsulado – 1 a 3 cápsulas por dia.

Passiflora
Calmante sedativo, hipnótico.
posologia:
Tintura - 5ml num cálice de água à noite.

Obs:
Todos as doses acima descritas são para adultos.

A terapia com florais também é uma grande auxiliar no tratamento do Pânico. Dentre eles, destacam-se:

Florais de Bach, Florais Californianos, Florais de Minas

Outras formas de terapias não-medicamentosas estão indicadas como auxiliares terapêuticos:

Psicoterapia
Existem hoje diversas linhas de terapia psicológica. A mais indicada em minha experiência é a psicologia analítica de Carl Gustav Jung.

Yoga
Com o objetivo de equilibrar a pessoa, a Hatha Yoga é uma excelente atividade na manutenção da saúde, que se utiliza de posturas e controle da respiração.

Acupuntura
Terapia milenar chinesa que trabalha e equilibra as nossas energias com agulhas e moxas.

Massoterapia
Terapia à base de massagem que propicia um grande relaxamento físico e mental.

Ayurvédica
Sistema indicado de terapia à base de óleos e dietas.

Obs:
É sempre bom relembrar que a opinião de um médico experiente deve sempre ser ouvida, a fim de indicar a linha terapêutica mais adequada a cada indivíduo.

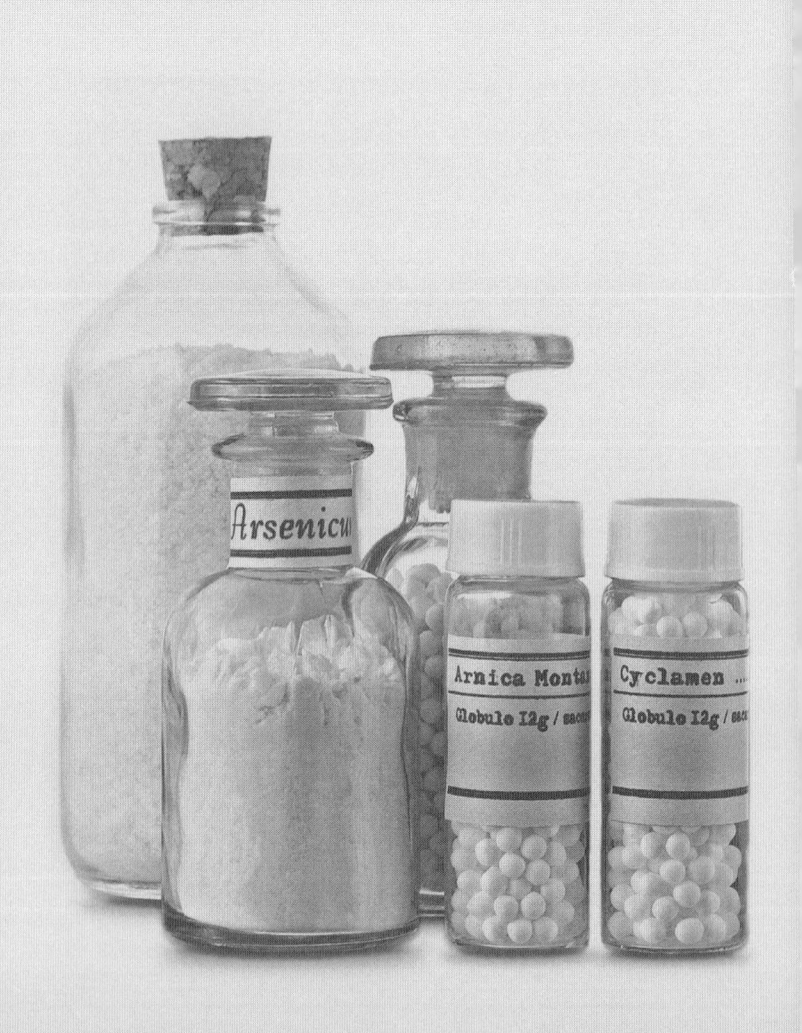

sugestão
HOMEOPATIA POR VOCÊ

sugestão

seu nome: ....

data: .... / .... /................

1 | Medicamento homeopático

.... 30 CH / 60 dias.
(preencha com seu medicamento)

posologia:
tomar 2 tabletes pela manhã.

2 | Fitoterápico

Mulungu (tintura) / 60 dias.
posologia:
tomar 5ml diluído num cálice de água ao deitar.

3 | Floral de Bach

Rescue Remedy / 1 vidro.
posologia:
pingar 2 gotas embaixo da língua de hora em hora, se necessário (nas situações de pânico).

Obs: Caso tenha alguma dúvida, converse com o seu médico homeopata. Os medicamentos não oferecem riscos de danos à saúde nem de efeitos colaterais.
Esta prescrição é exclusivamente para adultos.

BIBLIOGRAFIA

55th Congress of the Liga Medicorum Homeopathica Internationalis – Abstracts. Budapest, Hungary, 2000.

COSTA, Roberto Andrade da. *Homeopatia atualizada Escola Brasileira - 3ª Edição*. Petrópolis: Vozes, 1983.

KENT, James Tyler. *Repertory of the homeopathic materia medica*. New Delhi: B. Jain Publishers, Put.Ltd., 1988.

KENT, James Tyler. *Lectures on the homeopathic materia medica*. New Delhi: B. Jain Publishers, Put. Ltd., 1988.

LIMA FILHO, José. *Homeopatia: noções sobre policrestos*. Rio de Janeiro: Ed. Brasil-América, 1983.

LOCKIE, Andrew; GEDDES, Nicola. *Homeopatia: princípios e métodos de tratamentos*. São Paulo: Editora Ática, 2001.

VANNIER, L. *Précis de matière médicale homeopathique*. Paris: Editions Boiron, 1993.

TÍTULOS DA COLEÇÃO

Homeopatia por Você
1 • Síndrome do Pânico

Homeopatia por Você
2 • Resfriado, Gripe e Pneumonia

Homeopatia por Você
3 • Menopausa

REFERÊNCIA ICONOGRÁFICA

ARTUS, Willibald. *Hand-Atlas sämmtlicher medicinisch pharmaceutischer gewächse*. Jena, 1876.

BLACKWELL, Elisabeth. *Herbarium Blackwellianum emendatum et auctum*. Norimbergae, 1750-1773.

KÖHLER, Franz Eugen. *Köhler's medizinal-pflanzen in naturgetreuen abbildungen mit kurz erläuterndem texte*. Gera-Untermhaus, 1883-1914.

LOSCH, Friedrich. *Kräuterbuch unsere heilpflanzen in wort und bild*. München, 1914.

SCHUBERT, Gotthilf Heinrich von. *Naturgeschichte des pflanzenreiches*. Stuttgart, 1887.

THOMÉ, Otto Wilhelm. *Flora von Deutschland, österreich und der schweiz*. Gera-Untermhaus, 1885-1905.

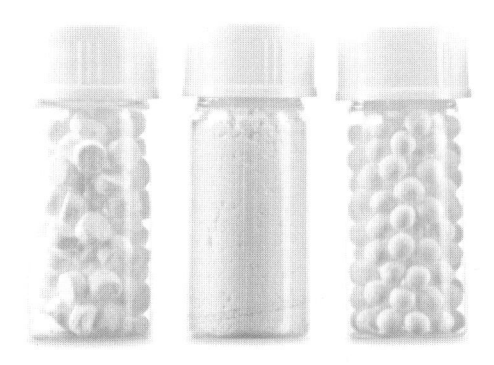

Características deste Livro
Formato: 12 cm x 18 cm
Mancha: 8,5 x 15 cm
Tipologias: Minion, Gill Sans, Pegsanna
Papel do miolo: Ofsete 90 g
Papel da capa: Cartão Supremo 250 g

Para saber mais sobre nossos títulos
e autores, visite o nosso site:
www.mauad.com.br

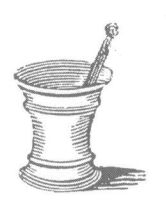

Este livro, da *MAUAD Editora*,
foi impresso na gráfica Sermograf.